SYPHILIOGRAPHES

ET

SYPHILIS

MM. LANGLEBERT, CULLERIER ET ROLLET

PAR

D. JOULIN

DOCTEUR EN MÉDECINE ET EN CHIRURGIE
PROFESSEUR D'ACCOUCHEMENTS

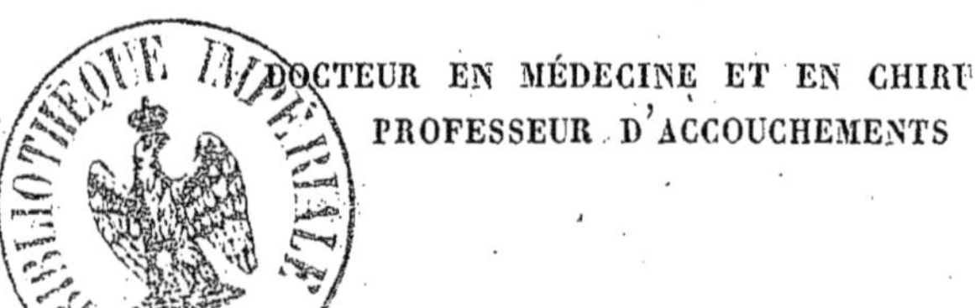

PARIS
CHEZ MASSON, RUE DE L'ANCIENNE COMÉDIE

1862

Paris. — Typ. de Cosson et Comp., rue du Four-Saint-Germain, 43.

PETIT AVANT-PROPOS

Verba volant, les feuilles d'un journal ressemblent aux paroles, elles s'envolent lorsqu'on ne prend pas la précaution de les attacher en brochure. C'est pour donner une existence un peu moins éphémère à mes articles sur la syphilis, que je les publie sous cette nouvelle forme.

On fait l'histoire des doctrines en analysant les livres où elles sont exposées; ma brochure sera donc un petit chapitre de l'histoire des syphiliographes et de la syphilis à notre époque. J'aurais pu faire quelque chose de plus complet et de plus pittoresque en jetant un regard rétrospectif sur les trente années qui viennent de s'écouler; j'aurais embrassé dans mon étude les doctrines de feu l'école du Midi; mais on ne fait pas l'autopsie des fantômes, et l'école du Midi n'a jamais été qu'un fantôme d'école.

Toutes les fois que M. Ricord a affronté la controverse, il a prouvé qu'il n'y avait pas en lui l'étoffe d'un novateur sérieux; et l'étrange dictature exercée par lui pendant vingt-cinq ans sur la syphilis, au moyen de doctrines erronées, — que lui-même a fini par abandonner, — est une des choses les plus curieuses de notre époque.

Jamais homme au monde, — sans en excepter le Juif errant, — n'a rencontré sur sa route autant de vénériens que M. Ricord; il a pu des milliers de fois sonder les abîmes de sa spécialité, contrôler, vérifier, constater, comparer les résultats de toutes les infections, et cependant il a mis VINGT-CINQ ANS à reconnaître que SES LOIS, filles d'une imagination trop féconde, étaient... PLUS BELLES QUE NATURE, — comme le disait naïvement un de ses vavassaux, le jour de sa fête, en lui présentant sur un plat une médaille d'or.

Et, encore, ce n'est pas au lit des malades qui défilaient incessamment sous ses yeux qu'il a reconnu ses erreurs; il s'est converti sous la pression de l'opinion unanime de ses collègues, à la tribune académique, qui fut ce jour-là sa roche Tarpéienne.

Un beau matin, il a changé de route et quitté l'unité du virus pour la dualité; mais ce malheureux abandon n'a point été le résultat d'une inspiration personnelle : il s'effaçait tristement derrière M. Bassereau, un de ses propres élèves, et le suivait à pas comptés dans la nouvelle voie qu'on lui avait tracée.

Sont-ce là les allures d'un chef d'école, et les maîtres ont-ils l'habitude de s'instruire auprès de leurs disciples ?

Lorsque des méprises aussi énormes, aussi persistantes se produisent dans la carrière d'un homme qui a eu à sa disposition un aussi vaste champ d'observation que M. Ricord, sa plus haute ambition doit être d'obtenir le titre modeste de vulgarisateur.

Malheureusement, M. Ricord ne veut pas se contenter de si peu; il s'est taillé dans la syphilis une royauté artificielle qu'il refuse d'abdiquer, et son cœur saigne au souvenir de cette néfaste journée où, du haut de la tribune académique, il a jeté de ses propres mains les dernières pelletées de terre sur ses doctrines. Il voudrait oublier que le lendemain de ce grand désastre les lois de l'hôpital du Midi échappées au naufrage étaient signées : Fernel, Bell, Hunter, etc., et que le nom de Ricord ne s'y trouvait plus. Il voudrait oublier tout cela, et surtout le faire oublier aux autres.

Il y a quelques jours, la voix de M. Ricord retentissait à l'Hôtel-Dieu dans la chaire de

M. Trousseau. L'ancien dictateur des vénériens faisait ce qu'on pourrait appeler, en terme de funérailles, son *service du bout de l'an.* Il exhumait sa gloire, ses doctrines, ses lois, et faisait du tout un pompeux éloge. Sa modestie l'obligeait même à déclarer que, avant son avénement, la syphilis en était encore où l'avait laissée l'an de grâce 1499.

Les hommes-liges de M. Ricord, vassaux, vavassaux, pages et varlets, ont poussé une clameur d'admiration si haute, qu'elle a eu naturellement beaucoup d'écho dans les journaux politiques; vains efforts; la voix de M. Ricord n'a pas la puissance des trompettes du jugement dernier, elle ne saurait tirer les morts de leur néant!

Thierry de Hery, illustre syphiliographe en son temps, visitait un jour la crypte de l'abbaye de Saint-Denis; il passait, assez indifférent, à travers le royal charnier, lorsque tout à coup il se précipita à genoux au pied du tombeau de Charles VIII; le sacristain le tira par la manche en lui disant :

— Vous vous trompez, messire, ci ne gît point un saint, mais feu notre bon roi Charles VIII, dont Dieu ait l'âme.

— Homme simple, je m'esbaudis de ta précieuse candeur, et si jamais tu tombes en mal de Naples, je te guarirai gratis pour ton bon advis. Apprends donc que je prise le bon roi Charles un peu plus qu'un saint : il a été, sans le savoir, mon bienfaicteur, et je le remercie d'avoir rapporté la vérole d'Italie, car j'en ai tiré trente mille bonnes livres de rente.

Lorsque M. Ricord passe à l'Académie près du carton qui sert de sarcophage à ses doctrines, il peut s'agenouiller un moment et dire sous forme d'oraison : « Chères erreurs, vous ne m'avez pas fait une gloire très-durable, mais vous m'avez fait gagner beaucoup d'argent. Si j'avais imaginé de meilleures choses, qui sait s'il en eût été de même?... »

— Amen, dirait le bedeau de M. Ricord.

DU CHANCRE

Produit par la contagion des accidents secondaires;

PAR M. ED. LANGLEBERT.

Lorsqu'il me tombe entre les mains un livre nouveau sur la syphilis, l'envie me prend de le mettre en pièces ; il semble que dans cette branche spéciale on soit obligé de marcher en arrière et de remonter le cours des siècles, pour faire des progrès, pour trouver la vérité. Pour moi, la syphilis est une des hontes de la médecine moderne, une espèce de rocher de Sisyphe sans cesse retombant sur la tête des imprudents qui veulent le hisser à travers les sentiers que leur imagination découvre. Un virus vertigineux semble avoir été inoculé à quelques syphiliologues, lesquels ont tout bouleversé, révolutionné, pour pouvoir édifier, sur les débris de la science passée, ce qu'ils appellent leur école.

L'école est éphémère; elle ne dure qu'un jour; un beau matin, lois et doctrines s'en vont à tous les diables : il ne reste que les quatre murs de l'école, avec le pédagogue qui s'y promène solitaire et pensif, songeant à de nouvelles lois, à de nouvelles constitutions.

Les écoliers sont retournés à l'étude des anciens

et des modernes classiques — que les novateurs traitaient assez volontiers de *perruques* — et s'en sont bien trouvés. Les anciens n'ont pas tout dit, mais ce qu'ils ont vu, ils l'ont bien vu, sans en être plus fiers, sans avoir la prétention de faire des écoles. A présent on voit souvent mal, mais les dictateurs pullulent, les 18 brumaire foisonnent, et il n'est si mince bourgade qui bientôt n'ait le droit de réclamer son chemin de fer et son école syphiliographique.

Le mot *école* n'est pas nouveau en médecine ; les échos du passé nous ont transmis les noms de celles de Salerne et de Montpellier ; l'école de Paris rayonne encore sur le monde entier.

Ces vieux édifices, qui restent comme de splendides marques du génie de l'homme, se sont fondés laborieusement ; des générations de savants ont pris part à cette œuvre. Le temps, il est vrai, a modifié progressivement les doctrines, la science en marchant a fait que la vérité de la veille est devenue l'erreur du lendemain : ce résultat était inévitable, mais ces transformations n'ont point eu pour cause la légèreté d'esprit ou le caprice de prétendus novateurs ; ces transformations se sont produites lentement, petit à petit. Si, par hasard, un homme de génie en révolte veut, comme Broussais, renverser l'édifice en le poussant de sa puissante épaule, il use sa vie dans cette lutte stérile, et lorsque la mort arrive pour lui, il s'aperçoit qu'il a enlevé à peine à l'édifice une pierre pour mettre sur sa tombe.

O législateurs de la syphilis! qui changez de doctrines comme de chemises, vos écoles ne sont pas des temples de granit, ce sont de simples auberges, dont une légère bourrasque enlève la couverture, de modestes *garnis* où les lois couchent à la nuit, d'où les doctrines déguerpissent souvent sans payer leur écot... Ah! les belles doctrines! il n'en est pas une qui ne tombe en syncope quand elle rencontre M. Velpeau à l'Académie.

Le seul aspect du livre de M. Ed. Langlebert m'avait un peu ému ; mais voilà qui est fait, je suis complétement calme, en état de le lire et d'en rendre compte avec l'impartialité qui est le plus bel ornement du critique.

M. Langlebert n'est pas un nouveau venu dans sa spécialité ; l'enseignement qu'il fait avec succès depuis longues années lui donne une certaine autorité, et il aurait pu tout comme un autre fonder sa petite école. Il a eu le bon sens de s'en abstenir et de se contenter de la belle place qu'il s'est faite au milieu de la jeune phalange des syphiliographes, qui observent les faits en cherchant laborieusement la vérité à travers le moderne chaos.

Le but de son livre est : 1° d'exposer une découverte; 2° d'en revendiquer la priorité. Il croit avoir démontré que l'accident initial de la syphilis est toujours le chancre, lors même qu'elle résulte d'un accident secondaire. L'idée est-elle vraie? Je n'en sais rien, et j'ai vu tant de vérités syphiliologiques vivre ce que vivent les roses, que je n'ose pas un avis sur ce sujet.

Cependant, il est certain que l'idée a paru bonne à d'autres, car on lui en dispute la priorité, et c'est d'une des écoles de Lyon que part la réclamation. — Je dis une des écoles, Lyon, étant une ville très-importante, doit en avoir au moins deux. — Sur ce point de priorité, je crois pouvoir émettre mon opinion: c'est que la première notion du fait me semble appartenir à M. Langlebert. Les lecteurs du *Moniteur* ont déjà eu sous les yeux quelques pièces de ce débat, et ils ont été à même de juger de la courtoisie que l'auteur a apportée à sa réclamation.

M. Langlebert consacre le dernier chapitre de son livre à la prophylaxie de la syphilis. Ce chapitre, fort scabreux à traiter, est écrit avec beaucoup d'esprit et de verve; l'auteur y déploie un luxe d'érudition qui forme le côté sérieux de ce chapitre rabelaisien. Si on n'en peut pas recommander la lecture aux jeunes filles, les praticiens et même les gens du monde y trouveront des renseignements utiles à consulter.

J'ignore la place que l'avenir réserve à M. Langlebert ; — tout me porte à croire qu'il saura se la tailler assez large. — J'oserai, dans tous les cas, lui donner un bon conseil : c'est de ne jamais se faire chef d'école; à notre époque, cette gloire a un sérieux inconvénient : elle disparaît trop vite, et le rôle de pédagogue en disponibilité est assez piteux pour ne tenter personne.

DES AFFECTIONS BLENNORRHAGIQUES

PAR M. CULLERIER

La blennorrhagie est presque aussi vieille que le monde, ses parchemins sont plus anciens que Moïse, elle a traversé les générations d'un pas calme et impassible, sans rien perdre de sa physionomie native ; ses allures sont franches, point n'est besoin pour la reconnaître de savoir expliquer les mystères de la science, et le législateur hébreu qui lui donnait des lois, aussi bien que les viveurs du temps de Numa Pompilius, en aurait pu écrire l'histoire, presque exacte, en faveur de nos arrière-neveux. Pourquoi donc un homme de talent qui porte un beau nom syphilitique se donne-t-il la peine de crayonner cette vieille physionomie que tout le monde connaît ?

Pourquoi ?

C'est que l'anarchie qui règne parmi les doctrinaires syphilitiques a étendu son ombre malfaisante jusque sur la blennorrhagie. C'est qu'il semble que tout ce qui touche aux maladies vénériennes soit fatalement voué à la confusion. J'admire combien il a fallu de persévérance et d'habileté pour parvenir à embrouiller autant des choses qui jadis paraissaient si claires.

J'examinerai seulement les points principaux de la doctrine de l'auteur.

1° M. Cullerier admet comme cause de la blennorrhagie le coït avec une femme qui en est atteinte, mais il accepte en même temps comme blennorrhagie toutes les urétrites, quelle que soit leur cause.

2° M. Cullerier croit que la blennorrhagie est contagieuse ; mais comme pour lui l'urétrite et la blennorrhagie sont identiques, tellement identiques que le traitement n'est nullement modifié par les circonstances étiologiques, il s'ensuivra que l'écoulement résultant du passage d'une sonde, de la masturbation, de la présence de vers intestinaux, de l'ingestion de la bière, d'une tasse de thé, de l'évolution dentaire, — toutes causes admises par l'auteur comme pouvant déterminer la maladie — pourra communiquer une blennorrhagie !!

3° Pour M. Cullerier la blennorrhagie n'a aucun rapport avec la syphilis, elle ne peut jamais donner lieu à des accidents secondaires ; — et cependant il admet que le chancre peut engendrer une simple blennorrhagie !!

Du moment que l'auteur reconnaissait l'identité de l'urétrite et de la blennorrhagie, il était forcémen conduit à repousser toute parenté entre cette dernière et la syphilis, sous peine d'admettre comme causes d'accidents secondaires le passage d'une sonde, les vers intestinaux, l'évolution dentaire, etc., qui, selon lui, peuvent déterminer l'urétrite.

Mais dans une autre école, on professe justement le contraire, on distingue l'urétrite de sa sœur, moins innocente, et on est à peu-près d'accord que cette dernière peut *parfois* infecter consécutivement l'économie. Il pourrait résulter de ces divergences doctrinales qu'un médecin peu intelligent mais éclectique — acceptant d'une part l'étiologie de M. Cullerier, et d'autre part l'idêntité de la blennorrhagie et de la syphilis qu'on professe ailleurs, — ne trouvant point la raison de certains accidents constitutionnels, il se pourrait, dis-je, qu'il les attribuât à quelqu'une des innocentes causes citées plus haut.

Certes, si une pareille énormité se produisait, on n'en pourrait pas accuser M. Cullerier, qui est conséquent avec lui-même ; mais on aurait au moins le droit d'en accuser la déplorable anarchie qui règne sur ce point de la science.

4° M. Cullerier croit non-seulement à la contagion

directe et immédiate de la blennorrhagie, mais encore à la contagion médiate; il croit qu'une femme, à la suite d'un coït infectieux, peut voir son vagin devenir le dépositaire — très-fidèle — d'un virus qu'il transmettra, sans en rien retenir, à un nouveau visiteur.

J'avoue que j'ai grande répugnance à partager une pareille manière de voir.

S'il entre beaucoup de gens malades à l'hôpital du Midi, on peut dire qu'il en est sorti un grand nombre de doctrines assez mal portantes. C'est de là que nous vient celle de la contagion médiate; on a beau invoquer les anciens, la première observation de contagion médiate est due à M. Ricord; tout le monde connaît son histoire très-amusante de la contagion médiate entre la poire et le fromage; le fait peut être accepté comme un de ces spirituels intermèdes dont M. Ricord savait si bien émailler ses leçons: mais les gens un peu difficiles à convaincre ne trouveront pas qu'il renferme les éléments sérieux nécessaires pour faire admettre un mode de contagion si étrange.

M. Cullerier apporte à cette doctrine le contingent de deux expériences. Deux fois, il a pris au moyen d'une spatule du pus syphilitique provenant de chancres au pli de l'aine, il a introduit ce pus dans le vagin des malades, les a fait marcher pendant une heure, puis trempant sa lancette dans les mucosités vaginales, il a inoculé ses malades à la cuisse, et la pustule syphilitique s'est montrée dans les délais de rigueur. Le vagin est resté complétement étranger à l'infection et pur de toute ulcération.

M. Cullerier étend à la blennorrhagie le bénéfice de cette propriété, quoiqu'il n'apporte absolument aucun fait à l'appui.

Une chose me frappe dans ces observations. La contagion médiate est considérée comme un événement presque extraordinaire, même par ses plus dévoués protecteurs, et parmi ses mérites, elle possède celui d'une excessive rareté. Deux expériences sont pratiquées, et toutes les deux elles réussissent ! Et encore avec quels éléments ont-elles été pratiquées ? Avec du pus d'accidents secondaires. Or, d'après la doctrine de l'auto-inoculation, ces inoculations auraient échoué, si elles avaient eu lieu directement sur la cuisse sans passer par la dilution vaginale.

On arrive forcément à conclure de ces faits que la contagion médiate est plus inexorable que la contagion immédiate !

Ici, je ne mets nullement en doute la bonne foi de l'expérimentateur, je lui rends sur ce point la plus entière justice ; mais je crois aussi qu'il a pu être induit en erreur par une de ces causes fortuites, inaperçues, qui viennent parfois masquer la véritable signification des faits.

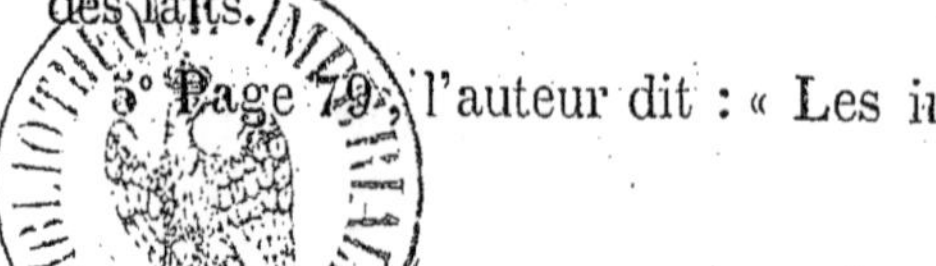

5° Page 79, l'auteur dit : « Les individus atteints

« de blennorrhées poussent souvent trop loin les pré-
« cautions et s'abstiennent quelquefois complétement
« de femmes dans la crainte de les infecter. Dans ces
« cas-là, cependant, le coït modéré ne peut leur être
« nuisible, il faut même le leur conseiller ; car les
« érections fréquentes, occasionnées par la continence,
« fatiguent bien plus que le rapprochement sexuel ;
« seulement vous aurez soin, bien entendu, d'attendre
« que l'écoulement ait perdu ses propriétés conta-
« gieuses. »

Il faut même le leur conseiller !!! Et à quels signes l'auteur reconnaît-il que l'écoulement n'est plus contagieux ? Comment M. Cullerier, qui admet l'identité entre tous les écoulements urétraux, pourrait-il démontrer qu'une blennorrhée est moins contagieuse qu'une urétrite aiguë déterminée par le passage d'une sonde ou l'évolution dentaire ?

J'ajouterai que, pour les praticiens qui ont une médiocre croyance à l'étiologie anodine de la blennorrhagie, — et j'avoue que je suis de ceux-là, — dans l'immense majorité des cas, la blennorrhée est fille d'une chaude-pisse contractée dans un coït infectant.

Il est des erreurs doctrinales qui n'ont qu'une médiocre importance, mais l'erreur sur certains points de pratique peut présenter de sérieux dangers, et il me paraît incontestable que, tant qu'on n'aura pas fourni

— ce qui dans l'état actuel de la science est impossible — les caractères auxquels on peut reconnaître qu'un écoulement n'est plus contagieux, on ne sera point autorisé à conseiller le coït en pareille circonstance. Il est en moral un principe élémentaire trop souvent méconnu, qui consiste à ne point communiquer une maladie contagieuse. On peut même dire que celui qui transgresse ce principe commet une infamie ; il est des gens qui regardent cela comme une plaisanterie qu'on raconte aux amis entre deux chopes, mais ce n'en est pas moins un acte indigne d'un honnête homme. Et, sur ce point, je suis certain de trouver M. Cullerier de mon avis. Je crains cependant que la permission qu'il veut accorder à ses malades ne présente de sérieux dangers. Beaucoup de gens sont retenus dans la voie de la continence par un bon sentiment ; si on renverse cette faible barrière, si on leur laisse croire que leur mal peut ne pas être contagieux, ils ne prendront conseil que de leur tempérament, se feront juges eux-mêmes de l'opportunité du moment, et contamineront, avec approbation du médecin et en toute sûreté de conscience, les femmes qu'il leur plaira de visiter.

Une pareille permission serait une patente nette, un brevet de circulation accordé à la blennorrhagie, ce serait, — qu'on me passe le néologisme, — de la *blennorrhagiculture* pratiquée sur une grande échelle.

6° L'étiologie de l'ophthalmie blennorrhagique présente sous la plume de l'auteur un aspect assez singulier. Je transcris : « Un jeune homme, à qui je « donnais des soins pour une chaude-pisse intense, se « mit un jour à une fenêtre pour voir passer un ré« giment de cuirassiers ; un rayon de la lumière ré« fléchie par les cuirasses lui frappa les yeux, et il en « reçut une impressipn instantanée très-pénible. « Quand je vis le malade le lendemain, une ophthal« mie intense s'était déclarée. Voilà le fait brut. « Maintenant, y avait-il eu inoculation, la lumière « réfléchie était-elle véritablement coupable, ou y « avait-il en tout simplement coïncidence ? Ces sup« positions sont possibles, mais les choses se sont tel« lement succédé, qu'il n'est pas non plus irrationnel « d'y voir un certain rapport de causalité. »

Même à titre de fait brut, cette observation aurait pu être supprimée avec avantage.

Autre point d'étiologie : l'auteur, en constatant combien l'ophthalmie est rare, relativement, chez la emme, explique cette circonstance par la rareté de 'urétrite chez cette dernière. Il fait donc de l'urétrite, qui est toute la blennorrgahie chez l'homme, le point de départ obligé de l'ophthalmie,

Pourquoi ?

Voilà, selon moi, une grosse question auprès de laquelle l'auteur est passé sans y toucher : *la patho-*

logie des muqueuses. Et il a bien fait, car en la traitant, il eût ajouté des choses qu'on ne sait pas à des choses qu'on ne sait guère. A moins qu'il n'ait trouvé le moyen d'expliquer pourquoi une muqueuse, celle de l'œil, par exemple, manifestant son état de souffrance, avec des caractères anatomiques identiquement semblables en apparence, sécrète un mucus différent; — pourquoi ce mucus limpide et inoffensif contracte-t-il parfois des propriétés assez irritantes pour enflammer les parties sur lesquelles il passe? — Pourquoi cette sécrétion transparente fait-elle place à un écoulement purulent, *et vice versâ*? — Pourquoi cette sécrétion tantôt reste-t-elle bornée à un seul œil, ou envahit-elle les deux malgré les plus grandes précautions d'isolement? — Pourquoi les propriétés contagieuses devenant plus intenses, la maladie s'étend-elle à tous les membres de la famille du malade? — Pourquoi cette sécrétion se tarit-elle spontanément en quelques heures ou persiste-t-elle des années en dépit des traitements les mieux dirigés? et tout cela, je le répète, avec des caractères anatomiques qui paraissent identiquement semblables?

Les muqueuses sont un peu solidaires, et si M. Cullerier avait trouvé la solution de cet insoluble problème, il aurait pu, peut-être, formuler les véritables lois de la blennorrhagie, il aurait pu avec certitude conseiller ou défendre le coït aux *blennorrhéens*, mettre le fait à la place de l'hypothèse, et expliquer pourquoi certaines chaudes-pisses résistent à tout traitement pour disparaître spontanément à leur bon plaisir.

C'est dans ces questions-là que le vitalisme a beau jeu.

Ma critique s'adresse au moins autant à l'époque qu'au livre. Depuis que M. Ricord a passé par les maladies vénériennes, il s'est fait dans cette branche de l'art une telle confusion que si les hommes voulaient élever une nouvelle tour de Babel, Dieu, pour punir leur orgueil, les obligerait probablement à discourir sur la syphilis.

M. Cullerier s'est laissé un peu étourdir par toutes les théories qui bourdonnaient à ses oreilles. Les erreurs en médecine ressemblent à la gale, qui vous gagne sans qu'on y songe.

Le livre est fait avec la conscience et l'honnêteté qu'on accorde à M. Cullerier, et ceci n'est pas un mince éloge; je connais bien des gens qui feraient peut-être un livre meilleur, mais qui à coup sûr ne feraient pas un livre honnête, c'est-à-dire un livre sans mensonges, sans mauvaise foi, sans plagiat. M. Cullerier a un peu sacrifié aux faux dieux du temps, mais il n'en a pas moins dit d'excellentes choses, avec beaucoup de méthode et de simplicité, et, sauf les points que j'ai signalés, on n'a guère que des éloges à lui accorder. Je m'étonne même de ses tendances pseudo-révolutionnaires. Il est des passages qui ont un parfum patriarcal, on y trouve de ces mots qui n'annoncent ni le sans-culotte scientifique, ni l'ardent novateur : *acrimonie*, *saburral*, *catarrhal;* je m'attendais presque à voir apparaître la coction des humeurs.

Ce qui n'empêche pas le livre d'être lu avec plaisir par tous les praticiens qui désirent être au courant de cette question ; car, si les points doctrinaux peuvent prêter à la discussion, — et encore, qui sait de quel côté se trouve la vérité ! — le côté pratique est bien traité sauf, à mon avis, la petite licence imprudemment accordée aux *blennorrhéens*. Grâce encore pour une toute petite critique à propos du traitement : une saignée ou vingt sangsues et une médication émolliente pendant vingt jours me semblent beaucoup de sang et beaucoup de temps perdu dans une blennorrhagie aiguë.

Et puisque j'en suis au traitement, j'en veux profiter pour en exposer un qui m'a donné d'assez bons résultats dans la vaginite contagieuse.

Il consiste à faire pratiquer à la femme de vingt à cinquante injections par jour, avec une solution saturée d'alun. Je crois avoir obtenu de bons et très-rapides résultats de cette méthode assez ennuyeuse à suivre et qui est exclusivement applicable à la femme. Toutes les fois que j'ai voulu la tenter sur l'homme, j'ai vu se produire une hémathurie dès le second jour, en faisant pratiquer seulement deux injections quotidiennes, avec une solution beaucoup moins concentrée.

Pourquoi le vagin de la femme supporte-t-il parfaitement ce traitement, tandis qu'il produit chez l'homme une hémathurie ? Encore un pourquoi.

Puisque je traite en ce moment un sujet qui, je l'avoue, n'a pas grand attrait pour moi, et dont je n'ai nulle envie de faire ma spécialité, j'en profiterai pour rappeler trois observations d'accidents primitifs, contractés par la bouche, sur des accidents secondaires. (*Moniteur des Hôpitaux*, 14 juin 1859.)

Chez la première de ces malades, j'avais vu naître la maladie, et après une année de traitement infructueux, je l'avais perdue de vue. La seconde était morte après onze ans de vérole. La troisième était en traitement depuis le commencement de l'année 1854, et rien n'annonçait une guérison prochaine.

Cette persistance des accidents contractés par la bouche m'avait vivement frappé ; ce phénomène ne présentait rien de commun, pour moi, avec la prétendue induration constante du chancre céphalique, qui ne préjuge guère au point de vue de la persistance ; j'étais presque disposé à croire que cette forme était peut-être inguérissable ; cependant, si j'étais disposé à le croire, je me gardais bien de le dire, car je terminais mon article par cette phrase : « Si je n'étais « pas effrayé par la triste destinée de certains législateurs de la vérole, je ferais aussi une petite loi sur « ce point de la syphilis ; mais je m'en abstiens prudemment, de peur que les faits, ces gendarmes de « la vérité, ne viennent, me saisissant au collet, « m'obliger à faire amende honorable. »

Louable prudence dont je m'applaudis.

Un quatrième cas d'accident primitif buccal s'est présenté à mon observation. De celui-là je ne dirai rien ; il remonte à peine à deux mois, et il est encore trop jeune pour faire parler de lui ; à son occasion, j'ai voulu connaître la destinée de la malade qui faisait le sujet de ma première observation. J'ai fini par la découvrir et je l'ai trouvée... guérie. Elle avait suivi le traitement indiqué encore quelques mois ; la guérison était survenue à une époque qui n'a pu m'être exactement précisée, et s'est maintenue jusqu'à présent. Cependant la maladie a eu une durée de plus de *quinze mois, sans interruption.*

J'ai revu également la troisième malade dont la vérole remonte à 1854. Ici la maladie a marché avec une persistance inexorable. Le voile du palais a disparu, la voix est nasonnée, et la pharyngite reparaît avec toute son intensité, aussitôt qu'elle cesse l'emploi de l'iodure de potassium, qu'elle prend d'une manière à peu près constante depuis plusieurs années. J'ai revu cette dame, il y a quatre mois, pour un nouveau symptôme.

Il était survenu à la face dorsale de la main droite une vaste ulcération phagédénique qui envahissait toute cette région, en se prolongeant à la base des doigts et dans les espaces interdigitaux. Des pansements avec l'onguent mercuriel ont amené une cicatrisation complète. Voilà une vérole, primitivement buccale, âgée pour l'instant de sept années et qui ne semble pas vouloir disparaître encore. Le sujet de la deuxième observation est mort après onze années de maladie.

Je puis donc conclure que si la vérole buccale primitive est guérissable, elle constitue au moins une forme particulièrement rebelle de la syphilis.

RECHERCHES

Cliniques et expérimentales sur la syphilis

PAR M. J. ROLLET.

Le Dante a oublié, dans son *Enfer*, le compartiment destiné aux bibliographes ; ils doivent être condamnés, en punition de leurs erreurs, à faire à perpétuité d'éternels comptes rendus d'ouvrages qui les ennuient. Je goûte en ce moment les douceurs réservées dans l'autre monde aux journalistes qui ont commis des erreurs; les questions syphilitiques me sont antipathiques; je m'étais promis, non-seulement de ne plus faire un seul article, mais encore de ne jamais lire un volume nouveau sur ce sujet. J'ai même pensé un instant à mettre à la porte les syphilitiques qui viendraient me consulter, mais, après mûres réflexions, j'ai compris que ce serait pousser trop loin l'antipathie.

Il y a quelques jours, je sortais tranquillement, sans songer à mal, lorsque tout à coup je reçus un livre sur la tête : c'était celui de M. Rollet. J'ouvre le projectile, et mon œil se fixe par hasard sur un historique que j'aurais pu croire tombé de la plume du père Loriquet. Ce qui me frappa surtout dans cet historique, c'est qu'il donnait un démenti formel à l'un de mes précédents articles. C'était un avertissement du ciel; je compris que Vénus m'ordonnait de m'occuper encore une fois des malheureuses victimes de sa colère, et je lus le livre de M. Rollet.

Au point de vue matériel, le livre de M. Rollet est d'épaisseur modeste, 600 pages; par le temps qui court, c'est presque une brochure. Il est vrai que ce n'est point un traité complet; il est vrai que l'auteur n'envisage que quelques points assez restreints de la question; mais que peut-on dire en 600 pages! M. Rollet aurait été à 1,200 qu'on n'aurait encore eu aucun reproche à lui faire. Depuis quelques années, les ouvrages de médecine s'enflent, se gonflent, tournent à l'obésité; si cette progression continue, dans dix ans un auteur *sérieux* ne pourra pas faire une simple monographie de la coqueluche, à moins d'un volume gros comme le dictionnaire de Nysten. Je ne suis pas sûr que la science gagne à cela autant que les marchands de papier.

Au point de vue scientifique, le livre de M. Rollet en vaut bien un autre. On voit qu'il fait de son mieux, et souvent il fait bien; on sent le travailleur qui secoue à tour de bras la clinique, l'expérimentation et la logique pour en faire sortir quelque chose de neuf. Hélas! il n'en tire guère que ce que d'autres en ont fait sortir avant lui. Cependant il a mis un certain art à arranger ses matériaux, et un œil novice pourrait croire que son bâtiment est solide et construit en moellons neufs; mais grattez le plâtre, et vous reconnaîtrez qu'il est entièrement construit avec des matériaux de démolition. C'est l'avis d'un de ses meilleurs amis.

L'ouvrage de M. Rollet a pour but de développer trois idées qui ne sont pas siennes autant qu'on pourrait le croire. La première a été imaginée par M. Bassereau; la deuxième par M. Ed. Langlebert; et la troisième, qui appartient bien en toute propriété à M. Rollet, est la découverte du chancre mixte. Ce n'est pas la meilleure.

Examinons ces idées :

1° La pluralité des maladies vénériennes, que l'auteur compare modestement à la pluralité des mondes de Fontenelle, sous le rapport des jouissances qu'elle peut offrir, sinon aux malades, du moins aux savants qui ont le bonheur de la contempler;

2° La transmission de la syphilis secondaire, sous la forme de chancre primitif et infectant.

Fontenelle était assez clair dans ses définitions. Si M. Rollet tient à passer pour le Fontenelle de la vérole, il faut au moins qu'il imite son modèle. Or, au lieu de *pluralité des maladies vénériennes*, c'est *pluralité des virus vénériens* qu'il aurait dû dire, pour exprimer la nouvelle doctrine dont il s'est fait le champion.

De tout temps, en effet, il a été reconnu que les maladies transmises par le coït sont multiples, je ne dis pas par leur nature, mais par leurs formes. Thierry de Héry, Fernel, Astruc, Hunter, Swediaur, etc., ont tous décrit, comme autant de variétés distinctes, la blennorrhagie, le chancre, le bubon, les végétations, etc. Sur ce point, anciens et modernes sont parfaitement d'accord.

Mais ces diverses variétés morbides sont-elles la conséquence d'un principe contagieux unique, ou reconnaissent-elles chacune un virus spécial? C'est là le nœud gordien que les syphiliographes modernes s'acharnent à débrouiller ou à embrouiller.

Les anciens, je l'ai déjà dit, observaient avec des yeux que n'éblouissait pas le désir de faire école; ils croyaient — et je crois comme eux — à l'unicité du virus vénérien. Ce virus, comme celui de la morve, de la variole, de la pustule maligne et autres poisons morbides, pouvait ou non produire des accidents plus ou moins graves, selon les dispositions organiques des individus qui en sont atteints, selon la nature des tissus et la région qui en subit le contact. Ainsi parlait M. Ricord lui-même, avant d'avoir déserté sa propre école. Au milieu des erreurs qu'elle enseignait, elle avait du moins le mérite d'avoir conservé à peu près intacts ces vieux et solides principes de la pathologie des maladies virulentes. Jetons-lui quelques fleurs, une larme, et passons.

Un beau jour, un syphiliographe, M. Bassereau, s'avise de décréter qu'il y a deux virus vénériens : un pour le chancre mou, un autre pour le chancre induré, — belle découverte! — d'où il résulterait que ces deux chancres, le mou et le dur, que l'on croyait unis par le lien fraternel, seraient absolument étrangers l'un à l'autre, bien que naissant et vivant sous le même toit.

Une telle doctrine, brisant ainsi avec un passé de

trois siècles, ne pouvait manquer d'attirer à elle tous les amateurs de nouveautés, et surtout les jeunes syphiliographes que les lauriers de M. Ricord empêchaient de dormir; des ambitieux, qui voulaient comme lui faire leur petite école. Aussi vit-on bientôt toute une kyrielle de chancres, de chancroïdes et de chancrelles pousser comme des moisissures sur ce nouveau terrain. Chacun voulut avoir un chancre comme enseigne, en attendant qu'il servît d'épitaphe à sa doctrine. Nous entrions en pleine décadence; c'était le Bas-Empire de la syphilis qui commençait!

M. Rollet, tourmenté aussi du désir d'édifier une école, saisit l'occasion que lui offrait M. Bassereau. Il prit sous son patronage la théorie des deux virus, à laquelle il consacre la moitié du livre que nous analysons.

Malheureusement pour cette théorie, un simple fait lui ferme à jamais la barrière qui la sépare des vérités scientifiques : c'est l'évidence de la transmission du chancre mou sous la forme de chancre induré, et réciproquement, soit sur le même sujet, soit d'un individu à un autre. En vain les partisans des deux virus ont-ils cherché à établir le contraire, c'est-à-dire la filiation constante du chancre dans sa variété. A côté de leurs observations, la plupart insignifiantes, — comme on le leur a prouvé, — se sont produites, sous le patronage de syphiliographes distingués, d'autres faits et même des expériences qui démontrent l'identité des deux chancres, au double point de vue de leur nature et de leur origine. C'est ainsi que nous voyons assez souvent la vérole succéder à des chancres privés d'induration, et le virus du chancre induré, s'inoculant sur un individu syphilitique, reproduire le chancre mou.

M. Rollet n'a pas nié ces faits, mais il leur a donné une interprétation singulière, et à laquelle il ne manque que d'être juste pour sauver la doctrine qu'il défend.

Le virus du chancre mou et le virus du chancre induré, dit l'auteur, peuvent, dans « un échange équitable, » — le mot est joli — entre deux malades, se combiner ensemble, — (comme le feraient, par exemple, l'acide sulfurique et la potasse) — et produire un nouveau chancre, qui naturellement offrira les caractères et les propriétés distinctives de ses père et mère. C'est le *chancre mixte,* qu'un de nos confrères a spirituellement qualifié de *chancre mulet.*

On voit de suite tout le parti que la théorie des deux virus va tirer de ce complaisant métis. En sa qualité de mulet, il a bon dos; il portera le poids de toutes les objections.

Les limites d'un simple article bibliographique ne me permettent pas d'entrer dans les développements nécessaires pour justifier mon opinion sur la drôlatique invention de M. Rollet. Je laisse donc à d'autres le soin de prouver que son chancre n'est qu'une stérile hypothèse, après avoir fait remarquer, toutefois, que celui qui l'a procréé m'est un sûr garant que ce mulet exceptionnel ne compte pas d'âne dans sa généalogie.

J'arrive maintenant à la seconde partie de l'ouvrage.

Ici l'auteur aborde un sujet plus sérieux. Il s'agit, en effet, de la contagion syphilitique, et plus particulièrement de la transmission des lésions secondaires.

En vous faisant grâce de tout ce qui a été dit à ce propos, j'ai le droit de compter sur votre reconnaissance. Grand Dieu ! que de papier noirci, que de discours perdus pour prouver qu'il faisait jour en plein soleil ! Il est vrai qu'on parlait à des sourds, tellement enchantés de leur infirmité, qu'ils se seraient fait volontiers attacher, comme Ulysse, au mât de leur navire pour mieux résister aux accents enchanteurs de la vérité. Et puis il s'agissait d'un mystère qui s'entoure habituellement de la discrète obscurité de l'alcôve.

Enfin, la lumière s'est faite, et aujourd'hui tous les médecins veulent bien reconnaître qu'il n'est pas moins malsain de se frotter à des plaques muqueuses qu'aux lésions primitives de l'inoculation vénérienne.

Mais si la syphilis secondaire est contagieuse, quel est le produit initial de cette contagion? Une plaque muqueuse engendre-t-elle d'emblée une plaque muqueuse? Une pustule d'ecthyma, un tubercule ulcéré, communiquent-ils immédiatement une lésion semblable? Ou bien tous ces accidents se transmettent-ils sous une seule et même forme? En un mot, la syphilis, quelle que soit son origine, a-t-elle constamment le même début?

Ce point est certainement un des plus importants, si ce n'est le plus important de l'étiologie vénérienne, et cependant, il y a quelques années à peine qu'on a sondé ce mystère.

Il paraît que cet accident initial est toujours un chancre.

J'ai déjà décliné ma compétence pour décider si ce fait doit ou non prendre le rang que son inventeur lui assigne parmi les principes les mieux établis de la pathologie vénérienne. Je dois dire cependant que la plupart des syphiliographes l'ont accepté sans trop d'opposition, ce qui est bon signe; car on sait combien ces messieurs aiment la polémique, avec quel empressement ils saisissent le plus léger doute pour en faire un texte à leurs discussions.

La découverte a donc une certaine importance; alors il est bon d'en connaître l'auteur.

Si j'avais été de ces esprits naïfs qui s'en rapportent à la parole des gens sans aller aux preuves, si surtout je n'avais lu que l'ouvrage de M. Rollet, j'aurais soutenu devant l'univers entier que nul autre que lui n'avait su forer ce puits artésien au cœur de la question.

Dans son livre, un long chapitre de deux cents pages, fort bien écrit, du reste, est employé tout entier à prouver que l'idée est bonne et qu'il en est le père. Après avoir examiné la contagion syphilitique au double point de vue de la clinique et de l'analogie avec les autres maladies virulentes, il conclut que la syphilis, quelle que soit son origine, primitive ou secondaire, a toujours pour point de départ un chancre.

Ho! là! là! M. Rollet, tout doux, s'il vous plaît. Votre idée peut être bonne, mais elle n'est pas légitime; elle me fait l'effet, — pardonnez-moi cette comparaison d'accoucheur, — de ces bâtards qui viennent au monde trois ans après la mort de leur père.

Remember! Je n'ai jamais été roi d'Angleterre, mais je vous dirai, comme Charles Ier, *remember!* et si vous ne vous souvenez pas, je vais être obligé de vous rafraîchir la mémoire: *remember*, monsieur Rollet, que M. Langlebert a trouvé la chose trois ans avant vous, et qu'il fut un temps où vous ne l'ignoriez pas.

Citons les dates, examinons les faits. J'ai sous les yeux les pièces.

En 1856, M. Langlebert dit à la Société du Panthéon que le chancre est toujours le phénomène initial de la syphilis, même lorsqu'elle est la conséquence d'un accident secondaire.

Période d'hypothèse! s'écrie un jeune Lyonnais, plein d'enthousiasme et de pétulante admiration pour son maître.

En 1858, M. Langlebert publie, dans le *Moniteur des Hôpitaux*, un travail où on lit : « *C'est cette forme du chancre infectant qu'un syphiliographe moderne a désignée sous le nom d'érosion chancreuse, et qui, d'après nos observations, serait le plus souvent, sinon toujours, la conséquence et le signe de la contagion d'un accident secondaire.* » Ici, ce n'est plus de l'hypothèse, car il cite des observations.

Mais *l'école* de Lyon avait probablement ce jour là un iritis fortement motivé, car maîtres et disciples semblent n'avoir pas lu ce travail, ou au moins ils n'en ont jamais dit un mot.

En 1859, en réponse à une réclamation de priorité de M. Langlebert sur ce sujet, M. Rollet publie une lettre dans la *Gazette de Lyon*, dans laquelle il signe ceci : « JE RECONNAIS SANS PEINE QUE M. LANGLEBERT A ÉCRIT EN 1856, C'EST-A-DIRE AVANT MOI, QUE LA SYPHILIS CONSTITUTIONNELLE SE TRANSMET SOUS FORME

DE CHANCRE. » Plus loin, l'auteur parle de faire à son compétiteur « UNE HONORABLE PART. »

Deux mois après, en effet, M. Rollet publie dans les *Archives de Médecine* un article dans lequel le médecin lyonnais cite *deux fois* M. Langlebert, étouffant, il est vrai, son nom sous d'autres noms qui n'avaient pas grand'chose à voir dans l'affaire, en lui faisant la part aussi petite que possible, mais enfin en lui faisant une part.

En 1861, M. Rollet publie son livre. C'est ici que l'histoire devient au plus haut degré instructive et intéressante. Le livre reproduit tout entier le mémoire des *Archives*. Intégralement ? — Oh ! mon Dieu, oui, sauf, pourtant, deux petites phrases, — celles où le nom de M. Langlebert était cité, de sorte qu'il trouve le moyen de ne pas le nommer. Sa justice avait eu des remords!

Étrange discrétion ! Voltaire a imaginé le silence éloquent ; Sainte-Beuve, le silence ému ; tout le monde connaît le silence qui ne dit rien. M. Rollet a inauguré le silence révélateur. Quoi ! M. Langlebert fait une brochure sur l'article pour enfoncer son idée dans la science, pour assurer son droit de priorité ; il engage même à ce propos un débat avec M. Rollet, et lorsque M. Rollet, si érudit quand il s'agit de faire l'histoire des points antédiluviens de la syphilis, expose sa découverte, il ne prononce même pas le nom de son compétiteur, auquel il a promis une part honorable! Si la mémoire de M. Rollet lui joue de pareils tours, je crains fort qu'on n'annonce un jour qu'il s'est laissé mourir de faim faute d'avoir songé que l'homme est parfois obligé de faire quelques repas.

Il est vrai que le médecin lyonnais pourrait dire pour s'excuser : « Si je parle de M. Langlebert, que voulez-vous qu'il me reste? » Eh mais! il vous restera votre mulet.

Il est vrai que c'est une bien petite monture pour chevaucher vers la postérité.

Comme on le voit, M. Rollet a découvert la loi de transmission des accidents secondaires, comme Alexandre Dumas a découvert la Méditerranée, avec cette différence cependant qu'Alexandre Dumas convient parfois que quelques personnes ont bien pu l'avoir vue avant lui.

Ce n'est pas pour M. Langlebert que je réclame : il est bien en état de le faire lui-même; c'est pour Paris. A une époque où l'on fait tant de sacrifices pour ses embellissements, je ne puis lui laisser ravir une découverte qui peut en faire l'ornement.

En résumé, le livre sera nécessairement lu par tous les praticiens qui veulent se tenir au courant de cette question; si les idées que l'auteur expose, avec talent du reste, ne lui sont pas aussi personnelles qu'il semble le croire, il n'en est pas moins intéressant de le suivre dans ce que j'ose appeler ses erreurs. Dans l'histoire de l'art, il est bon de savoir par quels chemins de traverse on a dû passer pour arriver à la vérité.

Que M. Rollet se console de n'avoir pas encore justifié l'opinion de ses amis, qui le déclarent « de la race des inventeurs » ; cela viendra peut-être un jour. Et puis la cité lyonnaise a déjà bien des monopoles, il n'est pas juste qu'elle accapare toutes les gloires.

Paris. — Typ. de Cosson et Comp., rue du Four-St-Germain, 43.

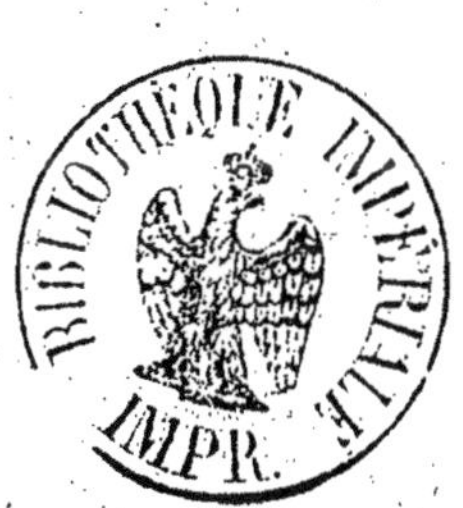

www.ingramcontent.com/pod-product-compliance
Ingram Content Group UK Ltd.
Pitfield, Milton Keynes, MK11 3LW, UK
UKHW012304240726
13966UKWH00004B/1614